Basische Ernährung

Mehr Fett am Bauch verbrennen
durch einen guten Säure-Basen-Haushalt

I0413842

1. Auflage 2017

Meine Empfehlung

Um dir mehr Infos als in diesem Buch zu bieten, empfehle ich dir nachfolgend eine **Webseite** auf der du 2 Fragen zum Thema Abnehmen **komplett kostenlos** beantwortet bekommst.

Klicke hierzu einfach jetzt auf den nachfolgenden Link und stelle dort deine 2 Fragen:

http://www.erfolgreiche-fettverbrennung.de/u1/

Inhaltsverzeichnis

Kapitel 1
Was ist der Säure-Basen-Haushalt?

Der Säure-Basen-Haushalt ist ein Begriff, welcher mit einer basischen Ernährungsweise in Verbindung gebracht wird.

Der Säure-Basen-Haushalt beschreibt den Gleichgewichtszustand zwischen den vorhandenen Säuren und Basen in deinem Körper. So ist zum Beispiel der Magen mit Säure gefüllt (Magensäure). Andere Bereiche deines Körpers wiederrum befinden sich im basischen Zustand, wie beispielsweise das Blut oder der Dünndarm.

Wenn dieses interne Gleichgewicht von Säuren und Basen im Körper nicht ausbalanciert ist, entstehen für dich verschiedene Nachteile. Und um diese Nachteile zu reduzieren bzw. zu eliminieren, wendet man eine basische Ernährungsweise an, um den Gleichgewichtszustand wieder herzustellen. Denn des Öfteren kommt es beim Menschen vor, dass aufgrund falscher Ernährung der

Gleichgewichtszustand im Säure-Basen-Haushalt gestört ist.

Kapitel 2
Was sind Säuren und Basen
eigentlich?

Wenn du jetzt an etwas Saures, wie eine Zitrone denkst, so bist du nicht auf dem richtigen Weg.

Allgemein betrachtet ist Säure eine chemische Verbindung, die positiv geladene Teilchen (H+) in Wasser abgeben kann. Es gibt viele reizende und ätzende Säuren, beispielsweise die Schwefelsäure. In verschiedensten Getränken befindet sich auch die bekannte Kohlensäure. In Milch und Milchprodukten befindet sich die Milchsäure. Daneben werden Säuren dazu benutzt, um Lebensmittel länger haltbar zu machen.

Eine Base ist das Gegenteil einer Säure. Sie kann die positiv geladenen Teilchen (H+) einer Säure aufnehmen und somit neutralisieren. Wenn eine Base in Wasser gelöst wird, spricht man von einer Lauge. Laugen werden im Haushalt vor allem in Waschmitteln und Seifen verwendet, aber auch in Abflussreinigern. Darin enthalten ist

Natriumhydroxid, welches beim Lösen in Wasser eine Natronlauge bildet. Haare und Speisereste werden so aufgelöst. Laugen, wie die Natronlauge, können genauso, wie eine Säure, ätzend sein.

Der sogenannte Säure-Basen-Haushalt wird über den sogenannten pH-Wert definiert. Dieser misst die Konzentration der Wasserstoffionen in einer Flüssigkeit. Was sind Wasserstoffionen?

Ein Ion ist ein elektrisch geladenes Atom, also ein Baustein aus dem feste, flüssige und gasförmige Stoffe bestehen. Wie zum Beispiel Wasserstoff (H) oder Sauerstoff (O). Schauen wir uns Wasser einmal aus der chemischen Sicht an. Es besteht aus zwei Wasserstoffatomen (H2) und einem Sauerstoffatom (O), zusammen ergibt es Wasser (H2O).

Zurück zu dem pH-Wert. Je mehr Wasserstoffionen vorliegen, umso höher ist der gemessene Wert. Die Werteskala reicht von 0 bis 14. Dabei ist 0 der stärkste Säuregrad und 14 der höchste basische Wert. In der Mitte dieser Skala befindet sich bei 7 der neutrale Punkt. Also, je stärker die Säure im Körper, umso niedriger der pH-Wert und je stärker eine Base im Körper, umso höher der zu messende pH-Wert. Wie im Abschnitt zuvor erwähnt, gibt es im Körper Bereiche, die eher sauer oder basisch sein sollte. Also auch unterschiedliche pH-Werte ausweisen.

Dies ist alles sehr theoretisch, oder? Doch was bedeuten die Säuren, Basen und der pH-Wert nun eigentlich für unsere Ernährung und die Lebensmittel, die wir zu uns nehmen, aus?

Kapitel 3
Alles über den pH-Wert in Bezug auf unsere Ernährung!

In Bezug auf unsere Lebensmittel geht es darum, welche Wirkung diese auf unseren Körper haben und was bei der Verstoffwechselung für eine Substanz entsteht. Denn jedes Lebensmittel beeinflusst unseren Körper in Richtung säurehaltigen Zustand oder basischen Zustand.

Der Saft einer Zitrone schmeckt sauer, doch ist die Zitrone ein basisches Lebensmittel, da bei der Verstoffwechselung keine Säure gebildet wird. In unserem Körper herrschen in unterschiedlichen Bereichen auch unterschiedliche pH-Werte oder auch Säuregrade genannt. Um hier den richtigen Wert in der Balance zu halten, gibt es im Körper mehrere chemische Puffersysteme, die in der Lage sind, überschüssige Basen und Säuren zu neutralisieren. So werden Säuren in der Leber abgebaut.

Der Körper scheidet zudem vermehrt Kohlendioxid über die Atmung aus, um den pH-Wert zu regulieren. Neben diesen, gibt es noch die basischen Puffersysteme, hier werden Säuren mit basischen Mineralstoffen, wie zum Beispiel Calcium und Magnesium, verstoffwechselt. Mithilfe dieser Systeme versucht der Körper stets im Gleichgewicht zu bleiben und in jedem Körperbereich den richtigen pH-Wert aufrecht zu erhalten.

Diese Systeme funktionieren im Alltag einwandfrei, bis im Körper irgendwann zu viel oder zu wenig Säuren oder Basen vorhanden sind und diese nicht mehr ausgeglichen werden können. Dann spricht man von einer Übersäuerung des Körpers.

Kapitel 4
Was ist eine Übersäuerung?

Du nimmst jeden Tag mehr säurebildene Lebensmittel zu dir, als dein Stoffwechsel verarbeiten kann. Irgendwann können auch deine Puffersysteme diese Säuren nicht mehr neutralisieren und die pH-Werte der einzelnen Bereiche im Körper geraten aus ihrem Gleichgewicht. Zu Anfang wirst du dies gar nicht erst bemerken, doch mit der Zeit wirst du dich Schlapp und Müde fühlen. Vielleicht wirst du dich Erkälten.

Denn der Körper versucht mit allen Mitteln den Überschuss oder das Fehlen von Säuren und Basen auszugleichen. Die Mineralstoffe, die zum Teil dafür verwendet werden, haben allerdings in deinem Körper noch andere wichtige Aufgaben, die sie dann nicht mehr ausführen können, wenn sie ebenfalls irgendwann aufgebraucht sind. Der Körper ist also nach einer Weile so ausgezehrt, dass man sich nicht mehr fit fühlt.

Wenn wir nochmal genauer auf die Mineralstoffe eingehen, so gibt es auch hier säurebildende Mineralien und Basische. Zu den Säurebildenden gehören unter anderem Schwefel und Phosphor. Der Körper benötigt jedoch alle Mineralstoffe, um alle lebenswichtigen Aufgaben ausführen zu können.

Phosphor und Kalzium sind zum Beispiel in unserem Körper für den Aufbau von Knochen und Zähnen verantwortlich. Kalzium ist ein basenbildendes Mineral. Also sollten wir bei unserer Ernährung ebenfalls auf die Ausgewogenheit der Mineralstoffe achten. Denn auch hier kann eine Übersäuerung stattfinden, die der Körper selbst irgendwann nicht mehr ausgleichen kann.

Kapitel 5
Welche Folgen hat eine körperliche Übersäuerung?

Die entstandenen Säuren müssen also irgendwo im Körper gelagert werden. Dafür werden sie in das Bindegewebe eingelagert. Das Bindegewebe ist normalerweise ein Nährstoffdepot und wird dadurch immer mehr „verstopft", mit der Folge, dass es an Festigkeit verliert, es verändert sich sichtlich.

Durch das Gewebe führt ebenfalls unser Lymphsystem, welches in der Regel durch die Bewegung unserer Muskeln angetrieben wird. Doch auch hier könnte es durch die Ablagerungen im Gewebe und verminderte Bewegung zu einem Lymphstau kommen. Bei einem Lymphstau wird eine Lymphflüssigkeit, deren Aufgabe es ist, entstandene Wunden wieder zu verschließen, im umliegenden Gewebe angereichert und verklebt somit diesen Bereich des Gewebes.

Das wiederrum kann zu weiteren Bewegungseinschränkungen und Schmerzen führen.

In Gelenken dagegen verursachen sie entzündliche Gelenkkrankheiten wie Athrose und Athritis. Die Folge sind Gelenkschwellungen, entzündliche Wassereinlagerungen und vor allem Gelenkschmerzen. An Orten wie den Nieren und der Galle, wachsen die Schadstoffe zu Gallen- oder Nierensteinen zusammen.

Nierensteine können Harnwegsinfektionen auslösen und starke Schmerzen verursachen, sollten diese in den Harnwegen stecken bleiben. Auch die Gallenblase kann sich entzünden und starke Schmerzen verursachen. Gallensteine können den Abfluss der Gallenflüssigkeit verstopfen.

Die Leber kann den Gallenfarbstoff nicht mehr abbauen. Es kann zu einer Gelbsucht kommen. Ebenfalls kann es zu Ablagerungen in den Blutgefäßen kommen. Diese verengen ein Blutgefäß, wodurch Bluthochdruck entsteht. Ein Verschluss eines solchen Gefäßes kann im schlimmsten Fall einen Schlaganfall oder Herzinfarkt auslösen.

Das Gehirn und/oder das Herz werden nicht mehr ausreichend mit Sauerstoff versorgt. Dadurch können schwere körperliche Schäden entstehen, wie das Absterben von Gehirnzellen und körperliche Lähmungen. Schädigungen des Sprachzentrums, wie Wortfindungsstörungen oder extrem langsames und undeutliches Sprechen. Zudem können aber auch Bereiche des Herzens durch die fehlende Versorgung mit Sauerstoff absterben. Das Herz wird schwächer. Es kann vielleicht nicht mehr so viel Blut wie vorher durch den Körper pumpen.

Es kann zu Herzrhythmusstörungen kommen. Außerdem kann es durch die Übersäuerung zu einer Gewichtszunahme kommen oder dir Probleme bereiten, wenn du versuchst, dein Gewicht zu reduzieren. Genauer werde ich in dem Teil „Warum funktioniert die basische Ernährung beim Abnehmen?" eingehen.

Wie Du siehst, gibt es einige gravierende Folgen, die durch eine Übersäuerung des Körpers entstehen können. Woher weiß ich, dass ich übersäuert bin und wie entsorgt man die überschüssige Säure nun aus dem Körper?

Kapitel 6
Wie entsorgt man die Säure aus dem Körper?

Mithilfe von pH-Teststreifen könnte man seinen Urin testen, der ein Anzeichen für eine Übersäuerung liefern könnte. Diese Methode ist allerding sehr umstritten, denn der pH-Wert des Urins schwankt je nach Tageszeit, unserer Nahrungsaufnahme und wie gut unsere Puffersysteme funktionieren.

Wirklichen Aufschluss bringt wahrscheinlich nur ein Labortest, indem die pH-Werte des Gewebes selbst untersucht werden. Doch auch ohne jeglichen Test kann es vielleicht interessant sein, herauszufinden, welche Lebensmittel denn eigentlich unseren Körper übersäuern lassen und welche Lebensmittel geeignet für eine basische Ernährung sind.

Fleisch, Wurst, Fisch, Eier, Milch, Milchprodukte, Softdrinks, Alkohol und synthetische

Lebensmittelzusätze sind nur einige Lebensmittel, die säurebildend für den Körper sind.

Leider hat sich in den letzten Jahren unsere Ernährung immer weiter verändert. Pizza, Pommes und Co.. Fast-Food für zwischendurch hat einen immer größeren Platz in unserem Alltag eingenommen.

Um nun der Übersäuerung entgegen zu wirken, kann man sich bewusst basisch ernähren. Dabei soll auf säurebildende Lebensmittel verzichtet werden, um eine eventuelle Übersäuerung zu neutralisieren und Säure auszuscheiden. Basische Lebensmittel sind frisches Obst und Gemüse, sowie Salat und Kräuter. Ebenso wie Pilze, Sprossen und Keime.

Zu den basischen Getränken gehören vor allem Leitungswasser und Kräutertees. Außerdem sollte unbedingt darauf geachtet werden, dass wir mit unserer Nahrung genügend Mineralien zu uns nehmen. Die beim Abbau der Säuren helfen.

Neben der Ernährung kann man zusätzlich in basischem Salz baden. Der Haut soll dadurch geholfen werden, mehr Säure über die Haut auszuscheiden. Die basische Ernährung hilft dir zudem dabei, dein Gewicht zu reduzieren.

Kapitel 7
Warum funktioniert die basische Ernährung beim Abnehmen?

Wieso sollte mir ausgerechnet die basische Ernährung beim Abnehmen helfen?

Durch die Übersäuerung wird der gesamte Abbauprozess von Nährstoffen im Körper gestört. Stoffe, die diesen steuern oder gar als Abbaustoff nützen, werden inaktiv. Kohlenhydrate können nicht mehr abgebaut werden und werden aus diesem Grund im Körper eingelagert.

Dadurch entstehen unsere kleinen Fettpölsterchen. Ebenfalls wird die Aufnahme und Verarbeitung von Nährstoffen blockiert. Wodurch der Körper Hungersignale aussendet. Doch wir haben nicht nur Hunger, wir haben Heißhunger. In solchen Momenten essen wir erst recht etwas Ungesundes, sowie Süßes, was wiederum auch säurebildend ist. Zudem meist auch viel zu viel.

Mit Hilfe der basischen Ernährung sollen zunächst das Gleichgewicht des Säuren-Basen-Haushalt wieder hergestellt, der Mineralien-Haushalt ausgeglichen und der Stoffwechsel entlastet werden. Mit der Zeit kann der Körper die aufgenommenen Kohlenhydrate und Fette wieder normal verarbeiten und abbauen.

Durch die ausgewogene Ernährung und den aktiven Stoffwechsel bleibt auch der Heißhunger aus und wir nehmen nicht in Übermaße viele Kohlenhydrate zu uns. Desweiterem fühlen wir uns fitter, sind erholt und können uns auch zu einer sportlichen Aktivität motivieren.

Du siehst also: die basische Ernährung kann auch dir beim Abnehmen helfen.

Kapitel 8
Vor- und Nachteile der basischen Ernährung

Zusammenfassend kann ich sagen, dass eine basische Ernährung definitiv Sinn macht. Den Körper zu reinigen, sich gesünder zu fühlen und auch verschiedenen Krankheiten vorzubeugen. Dazu tragen Obst, Gemüse und Salate im regelmäßigen Verzehr bei.

Jedoch sollte die Umstellung auf eine rein basische Ernährung nicht langfristig angewandt werden. Fisch, Fleisch und Eier gehören zu den säurebildenden Nahrungsmitteln. Jedoch sind sie auch die größten Eiweiß Lieferanten. Eiweiß spielt in unserem Körper eine sehr wichtige Rolle. Es dient zum Erhalt und Aufbau von Zellen und Gewebesubstanzen, wie Haaren und Fingernägeln. Außerdem stellt es unter anderem auch Immunstoffe her.

Auch wenn es nicht langfristig angewandt werden sollte und überhaupt nicht wissenschaftlich bewiesen ist; So kann man doch seine Ernährung umstellen, in der die basische Ernährung eine große Rolle spielt. Allerdings sollten auch einige säurebildende Lebensmittel darin vorkommen, um den Körper bestmöglich und ausgewogen zu ernähren. Denn auch so kann man einer erneuten Übersäuerung vorbeugen, sich gesünder fühlen und Krankheiten vorbeugen.

Kapitel 9
30 basische Rezepte
Rezept 01:
Basisches Chili

Zutaten für eine Person

½ Tasse rote Linsen

n.B. Gemüsebrühe

¼ Dose Mais

¾ Paprikaschoten, rote oder bunte, gewürfelt

n.B. Bohnen (frisch oder TK)

¼ einer großen Zwiebel

½ einer großen Knoblauchzehe

½ EL Mandelmus

etwas Öl

½ Dose gehackte Tomaten

Pfeffer

Cayennepfeffer

Paprikapulver

Chilipulver aus der Mühle

Meersalz

Evtl. Gewürzmischungen

Zubereitung

Die Linsen werden mit einer halben Tasse Gemüsebrühe ca. 10 Minuten gekocht. Zwiebeln anbraten, Paprika in Würfel schneiden und grüne Bohnen dazugeben.

Anschließend werden die geschälten Tomaten dazugegeben und nach Belieben gewürzt. Knoblauch reinpressen und Mais unterrühren. Erst zum Schluss kommen die roten Linsen dazu. Diese sind fertig, wenn das gesamte Wasser verkocht ist.

Um das Ganze noch ein bisschen cremiger zu machen, kann man einen halben Esslöffel Mandelmus dazugeben. Dies ersetzt Schmand oder Creme Fraiche.

Rezept 02:
Basischer Mandelkuchen mit Apfel

Zutaten für eine Person

150g gemahlene Mandeln

5EL Mandelmilch

50g Rosinen

10 Weintrauben

Für den Belag:

5 Aprikosen

1 Spritzer Zitronensaft

2 kleine Äpfel

1 Scheibe Zitrone

1 EL Mandelblättchen

Zubereitung

Rosinen, Weintrauben und Mandelmilch mit einem Stabmixer zerkleinern, bis eine cremige Masse entsteht. Die Masse in einen Topf geben und die Mandeln unterrühren. Dabei entsteht ein leicht klebriger Teig. Nach Geschmack mehr gemahlene Mandeln dazugeben.

Den fertigen Teig in einen Tortenring (ca. 20cm Durchmesser) geben und gleichmäßig verteilen.

Für den Belag werden die Aprikosen mit dem Zitronensaft mit einem Stabmixer zu einem Mus verarbeitet. Dann die Äpfel schälen und das Kerngehäuse entfernen. Anschließend die Äpfel in dünne Scheiben schneiden und jede Scheibe mit der Zitronenscheibe einreiben. (Dadurch werden die Äpfel nicht braun).

Nun das Aprikosenmus auf dem Boden verteilen und die Apfelscheiben aufschichten. Verziert wird der Kuchen mit den Mandelblättchen.

Tipp:
Wenn der Teig in einer Springform bei 200Grad für ca. 20 Minuten backt, wird er etwas keksiger/knuspriger. Jedoch sollte er nicht zu bröselig werden.

Rezept 03:
Basischer Früchteshake

Zutaten

100ml Kokosmilch

100ml Milch (Reismilch)

½ Banane, weich bzw. braun

100g Beeren, gemischt, TK mit Blaubeeren, Himbeeren und Johannisbeeren

Zubereitung

Alle Zutaten zusammen in einen Mixer geben und pürieren. Die Reismilch und auch die Banane geben hier die Süße ab. Zusätzlicher Zucker braucht hier nicht zu verwendet werden.

Rezept 04:
Basisches Salatdressing

Zutaten für eine Person

1 Zitrone
1 EL Erythrit, ersatzweise Xylit
2EL Olivenöl
etwas Salz und Pfeffer
evtl. Kräuter nach Bedarf

Zubereitung

Als erstes die Zitrone kräftig auf der Arbeitsplatte gerollt. Dadurch bricht die Zellstruktur der Zitrone auf und es kann mehr Saft gewonnen werden.

Nun die Zitrone auspressen und mit den restlichen Zutaten vermengen. Die Kräuter nach Geschmack benutzen.

Dieses Dressing passt sehr gut zu Blattsalaten.

Rezept 05:
Basischer Kartoffelsalat mit Hanfsamen

Zutaten für eine Person

400g Kartoffeln, festkochend
Etwas Salz und Pfeffer
1 TL Gemüsebrühe, gekörnt
½ Zitrone
2 EL Olivenöl
½ Zwiebel, roh oder gedünstet
1 TL Hanfsamen
evtl. Kräuter nach Geschmack

Zubereitung

Zuerst die Kartoffeln mit Schale kochen. Wenn sie gekocht sind, etwas abkühlen lassen und dann schälen. Nach dem Schälen werden die Kartoffeln noch in Scheiben geschnitten.

Anschließend die Gemüsebrühe in etwas heißem Wasser anrühren und unter die Kartoffeln rühren. Die Zitrone wird ausgepresst und der Saft mit den Kräutern vermengt. Hierzu geben wir noch das Öl.

Die Zwiebel wird in Ringe geschnitten oder gewürfelt und entweder roh oder in Öl angedünstet dazugegeben. In einem Mörser nun den Papayapfeffer (wenn vorhanden) zerkleinern und unter die Hanfsamen mischen. Nach Geschmack können noch Kräuter, wie beispielsweise Petersilie oder Koriander, verwendet werden.

Wer sich nicht streng GAT ernährt kann auch Röstzwiebeln oder Endiviensalat dazugeben. Dann sollte etwas mehr Zitronensaft und Öl verwendet werden.

Rezept 06:
Basisches Dinkelbrot ohne Hefe

Zutaten für eine Person

500g Dinkelmehl, Typ 630
½ TL Salz
½ Liter Wasser, lauwarm
1 TL Brotgewürzmischung
1 Pck. Weinsteinbackpulver
100g Leinsamen
100g Kürbiskerne
Olivenöl, für die Backform

Zubereitung

Zuerst Mehl und Backpulver vermischen und anschließend Salz, Brotgewürz, Leinsamen und Kürbiskerne untermischen. Wenn alles vermengt ist, dass lauwarme Wasser dazugeben und alles mit der Hand durchkneten.

Als nächstes wird eine Kastenform mit Olivenöl eingefettet und der Teig anschließend hineingegeben. Dann die Oberfläche des Teigs mit etwas Wasser vorsichtig einpinseln. (Dadurch wird es schön knusprig).

Nun die Form in den kalten Backofen stellen und bei 200° Grad Ober/Unterhitze für 60 Minuten backen lassen.

Ebenfalls kann man diesen Teig für Dinkelbrötchen mit Sonnenblumenkernen verwenden.

Rezept 07:
Basisches Pfannengericht -
Champignons und Brokkoli

Zutaten für eine Person

½ Schuss Rapsöl
½ mittelgroße Zwiebel, rot
250g Brokkoli
200g Champignons
75ml Mandelmilch
1 gehäuften TL Kastanienmehl
½ TL Gemüsebrühe, gekörnt
n.B. Cayennepfeffer
evtl. Salz

Zubereitung

Zuerst wird der Brokkoli in kleine Röschen aufgeteilt und der Stiel wird geschält und klein geschnitten. Dann noch die Champignons in dünne Scheiben schneiden und die Zwiebel würfeln.

Der Brokkoli wird nun in einem Topf weich gegart. In der Zeit das Öl in einer Pfanne erhitzen und die Zwiebeln anbraten. Sobald die Zwiebeln glasig sind, auch die Pilze anbraten. Die Pilze nun mit gekörnter Brühe und Cayennepfeffer nach Geschmack würzen. Hierbei sollte kein Deckel aufgelegt werden, da die Pilze sonst zu viel Wasser ziehen.

Anschließend die Hälfte der Mandelmilch und den Brokkoli, ohne das Kochwasser, zu den Pilzen geben. Den Rest der Milch mit dem Kastanienmehl glattrühren und die Masse dann in die Pilzpfanne rühren. Die Pfanne vom Herd nehmen und nach Geschmack mit Salz würzen.

Die Pilzpfanne kann als Hauptspeise, aber auch als Gemüsebeilage, verzehrt werden.

Rezept 08:
Basischer Blätterteig mit Brokkoli und Camembert

Zutaten für eine Person

0,17 Pck. Blätterteig aus dem Kühlregal
100g Brokkoli oder Blumenkohl, Mangold oder Spinat
33,3g Camembert
33,3ml Sahne
0,17 Prise Muskat
0,33 Ei
Salz und Pfeffer

Zubereitung

Zuerst den Blätterteig in einer Springform ausbreiten und den Backofen auf 180°C Umluft vorheizen. Anschließend den Brokkoli waschen und in kleine Röschen zerteilen.

Wasser in einem Topf zum Kochen bringen und den Brokkoli auf mittlerer Hitze ca. 5 Minuten garen lassen. Sobald er fertig ist, in einem Sieb abgießen und abtropfen lassen. Anschließend den Brokkoli auf dem Teig verteilen.

Den Camembert in dünne Scheiben schneiden und auf den Brokkoli verteilen. Anschließend Sahne, Ei und Gewürze verquirlen und alles über den Brokkoli und Käse gießen. Nun die Quiche für 40-45 Minuten auf mittlerer Schiene goldgelb backen.

Diese Quiche kann man auch mit anderem Gemüse füllen, wie frischem Blattspinat, Mangold oder Blumenkohl. Auch den Camembert kann man durch Feta Käse ersetzten. Dadurch bekommt die Quiche einen ganz anderen Geschmack und ist trotzdem noch stark basisch. Ein basischer Salat mit Zitronendressing passt ebenfalls sehr gut dazu.

Rezept 09:
Basisches Pfannengericht - Brokkoli in Mandelmilch

Zutaten

250g Brokkoli
50ml Mandelmilch
½ Handvoll Mandeln, süß, gehobelt
½ Prise Salz

Zubereitung

Zuerst wird der Brokkoli in kleine Röschen aufgeteilt und der Stiel wird geschält und klein geschnitten.

Nun den Brokkoli in eine hohe Pfanne mit Deckel Mandelmilch geben, bis der gesamte Boden bedeckt ist. Je nach Größe der Pfanne kann die Angabe von 50ml variieren. Brokkoli und Mandeln zu der Milch geben und den Deckel drauflegen.

Alles zusammen einmal aufkochen lassen und dann die Hitze auf niedrigste Stufe stellen. Den Brokkoli bis zur gewünschten Bissfestigkeit vor sich hin garen lassen. Zum Schluss noch nach Geschmack würzen.

Dieses Gericht ist als Hauptgericht oder als Beilage zu genießen.

Rezept 10:
Basisches Kartoffelrezept mit
Avocado

Zutaten

4 Kartoffeln, festkochend
1 reife Avocado
½ Zitrone, den Saft davon
½ Schalotte
¼ Chilischoten, grün oder etwas Cayennepfeffer
½ Tomate, reif
1 Zweig Koriandergrün
1 Zweig Petersilie glatt oder etwas Schnittlauch
Salz und Pfeffer

Zubereitung

Als erstes die Kartoffeln mit Salz kochen. Die
Schale der Kartoffeln kann bei bestimmten Sorten
auch dran bleiben.

Danach wird die Avocado geschält und mit Hilfe einer Gabel zerdrückt. Schalotten und Tomaten werden in kleine Würfel und die Kräuter sowie der Chili klein geschnitten. Alles gut vermengen und mit Salz, Pfeffer und Zitronensaft, je nach Geschmack würzen. Dieser Dip wird dann zu den Kartoffeln gereicht.

Die Avocadosalsa ist eine basische Alternative zu einem Quarkdip und schmeckt auch als Brotaufstrich.

Rezept 11:
Basischer Kichererbsensalat

Zutaten

1 Dose Kichererbsen, 425ml

1 Paprikaschote, rot

1EL Zitronensaft

1EL Öl, geschmacksneutral

1 Frühlingszwiebel

¼ TL Kurkuma

1 Prise Chilipulver

¼ TL Salz

¼ TL Kreuzkümmeln

¼ TL Grama masala

Zubereitung

Als erstes wird die Paprika gewaschen und in Würfel geschnitten. Auch die Frühlingszwiebel wird gewaschen und in dünne Ringe geschnitten. Die Kichererbsen mit dem Saft (sonst wird es zu trocken), Zitronensaft, Öl, Gewürzen und dem geschnittenem Gemüse vermischen.

Wenn der Salat einen Abend vorher zubereitet wird, können die Gewürze gut durchziehen. Dies ist ein Salat, den man super in der Mittagspause essen kann. Durch die Gewürze wird der Körper ebenfalls gewärmt und ist somit auch perfekt für die Winterzeit.

Wer möchte, kann das Öl auch weglassen oder noch frischen, gehackten Koriander dazu geben.

Rezept 12:
Basischer Rucola-Radieschensalat
mit Feta

Zutaten

¼ Bund Rucola

¼ Bund Radieschen

¼ kleine Zwiebel, rot

31 ¼ g Feta-Käse (also ½ Pck.) oder Schafskäse

½ TL Kapern

¼ EL Sonnenblumenkerne

¼ kleine Zitrone, Saft davon

Olivenöl, Sonnenblumenöl oder Traubenkernöl

Salz und Pfeffer

n.B. Öl (Walnussöl)

Zubereitung

Für eine Person ist das eine tolle Beilage oder Vorspeise. Um es als volle Mahlzeit zu sich zu nehmen, sollte man die doppelte Menge nehmen.

Als erstes die groben Stängel aus dem Rucola entfernen und ihn klein schneiden. Dann die Radieschen gründlich waschen und in dünne Scheiben schneiden. Ebenfalls wird die Zwiebel in dünne Scheiben geschnitten. Der Käse wird einfach zerbröckelt und die Kapern noch zerhackt. Alle Zutaten in eine Schüssel geben und mit Sonnenblumenkernen garnieren.

Für das Dressing wird Öl und Zitronensaft miteinander vermengt und mit Salz und Pfeffer nach Geschmack gewürzt. Den nussigen Geschmack des Rucolas kann man mit etwas Walnussöl noch hervorheben.

Dressing und Salat ordentlich vermengen und servieren. Ein solches Dressing ist bekömmlicher und gesünder, wenn es kein Essig enthält. Zudem ist es sehr frisch und verfeinert jegliche Sommersalate.

Rezept 13:
Basischer Apfel-Möhren Muffin

Zutaten

12 ½ g Apfel

12 ½ g Möhre

12 ½ g Buttermilch

12 ½ g Hirsemehl

5g Rosinen oder Cranberries

2 ½ g Kerne, gehackt (Kürbiskerne,

Sonnenblumenkerne) oder Nüsse

¼ EL Flocken, (Chuffas Nüssli) wenn vorhanden

0,06 TL Zimt

n.B. Koriander

1/8 TL Weinsteinbackpulver

Zubereitung

Zuerst werden Äpfel und Möhren fein geraspelt.
Anschließend Buttermilch, Nüsse und
Gewürze hinzugefügt.

Im nächsten Schritt werden Mehl und Backpulver vermengt und zu der Buttermilchmasse hinzugefügt. Alles ordentlich vermengen und den Teig in ein Muffinförmchen geben (idealerweise aus Silikon oder in einem gefetteten Blech).

Nun wird der Muffin bei 180 Grad für ca. 15-20 Minuten gebacken. Im Anschluss die Form auf ein feuchtes Küchentuch stellen, damit es abkühlen kann. Sobald der Muffin ausgekühlt ist, kann er aus der Form gelöst werden.

Rezept 14:
Basisches Pfannengericht - Paprika mit Ingwer

Zutaten

150g Spitzpaprika, rot
150g Spitzpaprika, grün
150g Spitzpaprika, weiß
1 TL Kokosöl
1 kleine Zwiebel
1 große Knoblauchzehe
100ml Kokosmilch, cremig
1 TL Kokosmehl
1 Prise Salz
1cm Ingwer, ca. 10g

Zubereitung

Zuerst die gesamte Paprika waschen, entkernen und anschließend in dünne Streifen schneiden. Danach die Zwiebel halbieren und in feine Scheiben schneiden. Nun noch Knoblauch und Ingwer fein würfeln.

Kokosöl wird in einer Pfanne erhitzt und die Zwiebeln darin angeschwitzt. Knoblauch und Ingwer werden dazu gegeben und ebenfalls angeschwitzt. Anschließend die Paprika in die Pfanne geben und einige Minuten lang umrühren.

Die Hitze des Herdes herunter drehen, die Kokosmilch hinzugeben und bei geschlossenem Deckel einige Minuten garen lassen. Die Flüssigkeit nun einkochen lassen oder 1TL Kokosmehl zum Abbinden dazugeben. Nun noch nach Geschmack Salz hinzufügen.

Zu verzehren ist das Ganze als Hauptgericht oder Beilage für zwei.

Rezept 15:
Basischer Karottensalat mit roter Bete

Zutaten

87 ½ g Karotten

50g Knollensellerie

22 ½ g Rote Bete

37 ½ g Paprika

0,38 Frühlingszwiebel

½ mittelgroße Tomate

1/8 Zitrone, den Saft davon

Kräuter, frisch, gehackt (Petersilie, Dill etc.)

¼ EL Olivenöl

Gewürze (Salz, Pfeffer, Paprika, etwas Honig (statt Zucker) nach Geschmack)

Zubereitung

Zuerst wird das gesamte Gemüse gewaschen und geputzt. Karotten, Sellerie und rote Bete werden in kleine Streifen geschnitten oder geraspelt. Dann

Paprika und Tomate in kleine Würfel schneiden und die Frühlingszwiebel in dünne Ringe schneiden.

Alles zusammen in eine große Schüssel geben und mit den gehackten Kräutern vermengen. Den Saft der Zitrone auspressen und mit dem Olivenöl, Honig und den Gewürzen gut vermengen. Nun alles über das Gemüse geben, umrühren und eine Weile durchziehen lassen.

Dieser Salat kann über mehrere Tage im Kühlschrank aufbewahrt werden. Mengenangaben des Gemüses können je nach Geschmack und Verfügbarkeit variieren oder durch anderes Gemüse ergänzt werden.

Nach Möglichkeit sollte unbehandeltes Gemüse verwendet werden. Wenn Supermarktware verwendet wird, sollte es besonders gut geputzt werden.

Rezept 16:
Basisches Pfannengericht - Curry-Kokos mit Möhren und Kraut

Zutaten

3 mittelgroße Möhren
1/8 Kopf Weißkohl
1 Zwiebel
½ EL Kokosöl
100 ml Kokosmilch, cremig
1 ½ TL Currypaste, gelb
1 TL Kokosraspel
Salz

Zubereitung

Zuerst wird die Kokosmilch mit der Currypaste glatt gerührt. Währenddessen in der Pfanne die Zwiebeln in dem Öl anbraten. Anschließend die Möhren dazugeben und ebenfalls anbraten.

Nun den Weißkohl unterheben und die Kokosmilch mit der Currypaste aufgießen. Die Pfanne mit einem Deckel schließen und die Hitze etwas runterdrehen.

Nach ca. 10 Minuten Köcheln, dass Kraut herunterdrücken und die Kokosraspeln drüberstreuen. Nun alle 10-20 Minuten, je nach gewünschter Bissfestigkeit, weiter köcheln lassen. Zum Schluss durchrühren und nach Geschmack mit Salz abschmecken.

Rezept 17:
Basischer Kartoffelsalat mit Apfel und Knoblauch

Zutaten

300g Kartoffeln, fest kochend

1/8 Salatgurke

¼ Zwiebel

½ Knoblauchzehe

¼ mittelgroßer Apfel

¼ Paprikaschote, rot

25g Kirschtomaten

¾ EL Zitronensaft

1 ¼ EL Öl (Sonnenblumenöl)

½ TL Sirup (Agavendicksaft) oder 1 TL Zucker

¾ Stängel Thymian, frisch

½ EL Sahne

Salz und Pfeffer

Zubereitung

Zuerst die Kartoffeln mit Schale garen und anschließend abkühlen lassen. Dann Tomate, Gurke, Paprika und den Apfel entkernen und anschließend nach Belieben kleinschneiden. Die Zwiebel wird geschält, in kleine Würfel geschnitten und alles Geschnittene zusammen gemischt.

Für das Dressing werden die Blätter des Thymians abgezupft und mit dem Öl, Zitronensaft, Agavendicksaft und der Sahne vermengt. Mit Salz und Pfeffer wird es gewürzt. Anschließend wird die Knoblauchzehe ausgepresst, der Saft wird dann auch noch zu dem Dressing gegeben.

Nun das Gemüse mit dem Dressing gut vermengen. Anschließend die fertigen Kartoffeln schälen, klein schneiden und ebenfalls zu dem Salat geben.

Alles nochmal vermengen und für mindestens eine halbe Stunde in den kalten Kühlschrank stellen. Bevor der Salat serviert wird, nochmals mit Salz, Pfeffer und Zitronensaft nach Geschmack verfeinern.

Rezept 18:
Basische Bärlauchkartoffel

Zutaten

1 große Kartoffel
1 TL Paste (Bärlauchpaste)
1 EL Rapsöl
1 Prise Salz, nach Geschmack
n.B. Gemüsebrühe

Zubereitung

Zuerst die Kartoffel schälen, in kleine Würfel schneiden und in Öl anbraten. Nebenbei Gemüsebrühe und Bärlauchpaste glatt rühren. Die angebratenen Kartoffeln mit der Brühe aufgießen. Dabei sollten die Kartoffeln bedeckt sein.

Die Brühe unter ständigem Rühren verkochen lassen. Sobald die Flüssigkeit verdampft ist, sollten die Kartoffeln auch gar sein. Nun noch nach Geschmack mit Salz würzen.

Rezept 19:
Basisches Pfannengericht -
Spitzpaprika mit Mandelmilch

Zutaten

1 Schuss Öl

1 kleine Zwiebel

2 Knoblauchzehen

400g Spitzpaprika, grün

150ml Mandelmilch

1 Prise Garam masala (oder 5-Gewürzpulver)

1 Prise Salz

Zubereitung

Als erstes die Zwiebel und den Knoblauch schälen und in kleine Würfel schneiden. Paprika wird geputzt, entkernt und in größere Stücke geschnitten.

In einer Pfanne Öl erhitzen und zuerst die Zwiebel und dann den Knoblauch anschwitzen. Anschließend die Paprika dazugeben. Diese sollte scharf angebraten werden, denn dadurch bilden sich Röstaromen.

Nun alles mit der Mandelmilch ablöschen und die Hitze reduzieren. So kann das Gemüse langsam köcheln. Gewürzpulver noch in die Mandelmilch rühren und die Pfanne mit einem Deckel verschließen. Das Gemüse so bis zur gewünschten Bissfestigkeit garen lassen.

Zum Schluss auf einem Teller servieren und nach Geschmack noch salzen.

Rezept 20:
Basisches Pfannengericht - Ingwer und Möhren

Zutaten für eine Person

½ Schuss Öl

½ mittelgroße Zwiebel

200g Möhren, geputzt

50ml Mandelmilch

1/2cm Ingwer, frisch oder 1-2 TL gefriergetrocknet

½ TL Gemüsebrühe, instant

½ Prise Salz

½ TL gehäufter Koriander, getrocknet oder frisch

Zubereitung

Zuerst die Zwiebel putzen und in kleine Würfel scheiden. Ebenso die Möhren in Würfel oder Streifen schneiden. Außerdem noch den frischen Ingwer kleinschneiden oder reiben.

Öl wird in einer beschichteten Pfanne erhitzt, danach die Zwiebeln dort angeschwitzt. Den Ingwer dazu geben und etwas angehen lassen. Als nächstes kommen die Möhren dazu. Nach Möglichkeit: Deckel drauf.

In dieser Zeit wird die Gemüsebrühe in der Mandelmilch aufgelöst. Diese nun zu den Möhren geben und alles gut umrühren. Die Hitze niedrig einstellen und bis zur gewünschten Bissfestigkeit vor sich hin köcheln lassen.

In den letzten 2 Minuten kann der Deckel entfernt werden. Zum Schluss noch ½ Teelöffel Koriander unterrühren und alles auf einem Teller anrichten. Nach Geschmack noch mit Salz würzen.

Rezept 21:
Basisches Pfannengericht –
Glasnudelpfanne

Zutaten

½ mittelgroße Zwiebel

½ Stange Lauch

1 mittelgroße Möhre

½ Handvoll Brokkoli, Röschen

25g Glasnudeln

1 EL Tamarisauce oder einfache, dunkle Sojasauce

1 EL Sojasauce, süße (Ketjap Manis)

½ EL Kokosöl oder normales Öl

½ Handvoll Cashewnüsse, geröstet, optional

Zubereitung

Zuerst die Zwiebel in kleine Würfel schneiden und in einer Pfanne mit Öl glasig dünsten lassen. Währenddessen Möhren in Streifen und den Lauch in Ringe schneiden. Die Glasnudeln werden in heißem Wasser eingeweicht.

Zu den Zwiebeln die Möhren geben und ebenfalls anschwitzen. Anschließend Lauch, Tamari und das Ketjap Manis hinzugeben. Nun kommt der Brokkoli dazu. Je nach Bissfestigkeit alles abgedeckt garen lassen.

Während die Pfanne vor sich hin köchelt, die Glasnudeln im Wasser zerkleinern und dann abgießen. Nun die Nudeln in die Pfanne geben und umrühren bis sich alles verbindet.

Tipp:
Wer mag, kann sich auch noch Cashewnüsse in einer extra Pfanne ohne Fett anbraten. Diese kann man beim Anrichten auf dem Teller dazugeben. Allerdings sind diese nicht basisch; schmecken aber hervorragend.

Verwendet werden sollte natives Kokosöl, da dieses am besten schmeckt. Außerdem kann man die Pfanne so noch am nächsten Tag als Salat genießen, ohne dass es nach kaltem Fett schmeckt.

Hierfür kann man einfach etwas kochendes Wasser über die Pfanne geben. Dadurch werden das Kokosöl und die Sauce noch einmal gelöst.

Verwendet man etwas mehr Wasser entsteht eine dickere Suppe als Mittagessen oder Vorspeise. Dabei sollte eventuell nochmal nachgewürzt werden.

Rezept 22:
Basisches Pfannengericht - Zucchini mit Champignons

Zutaten

2 EL Kokosöl, flüssig oder 1 EL geh. Cremig

1 mittelgroße Zucchini

200g Champignons, braun, frisch

etwas Porree

etwas Salz und Pfeffer

3 EL Hafersahne oder Mandelsahne

50g Käseersatz (Wilmersburger Pizzaschmelz)

2 EL Röstzwiebeln nach Bedarf, Fertigprodukt oder selbst gemacht

Zubereitung

Zuerst wird die Zucchini gewaschen und in Scheiben geschnitten. Die Champignons dagegen nur putzen, da diese nicht gewaschen werden sollten. Champignons auch in Scheiben schneiden.

Den Porree in Ringe schneiden. Die Menge nach Bedarf wählen.

In einer Pfanne wird Kokosöl erhitzt und zuerst die Zucchini angebraten. Danach die Champignons dazugeben und anbraten. Erst zum Schluss kurz den Porree mit dünsten.

Nun das Gemüse mit Sahne aufgießen und die Gewürze dazugeben. Alles gut vermengen und anschließend den Pizzaschmelz unterrühren.

Zum Abschluss kann man noch Röstzwiebeln in die Pfanne geben.

Rezept 23:
Basisches Pfannengericht -
Kartoffeln mit Brokkoli und Pilzen

Zutaten

½ Schuss Öl

½ mittelgroße Zwiebel

½ große Kartoffel

½ Kopf Brokkoli

3 mittelgroße Champignons

½ TL gehäufte Gemüsebrühe (oder Salz und Pfeffer)

Zubereitung

Zuerst Zwiebel und Kartoffel schälen und würfeln. Die Champignons werden geputzt, in Scheiben geschnitten und der Brokkoli nach dem Waschen in Röschen geteilt.

Danach Öl in einer Pfanne erhitzen und die Zwiebeln anschwitzen. Danach kommen

Kartoffelwürfel in die Pfanne. Diese sollten ordentlich Farbe bekommen. Sind sie fast gar, kommt der Brokkoli und die Pilze mit in die Pfanne.

Alles mit Brühpulver würzen und für 5 Minuten den Deckel zum Dünsten auflegen. Anschließend die Temperatur niedrig einstellen und gelegentlich umrühren. Der Deckel sollte weiterhin noch auf der Pfanne bleiben, bis die gewünschte Bissfestigkeit erreicht ist.

Rezept 24:
Basisches Pfannengericht - Karotten und Paprika mit zitroniger Kokossauce

Zutaten

1 EL Öl

1 mittelgroße Zwiebel

250g Karotten, geschält gewogen

150g Paprikaschote, hellgrün

1 EL Zitronensaft

2 EL gehäuft, Kokosmilch, cremig

4 TL Koriander

1 Prise Salz

evtl. Süßungsmittel

Zubereitung

Zuerst Zwiebel und Karotte schälen und in kleine Würfel schneiden. Gewaschen entkernt und ebenfalls in Würfel wird die Paprika geschnitten.

Etwas Öl in einer Pfanne erhitzen und die Zwiebeln darin anschwitzen. Dann die Karotten dazugeben und die Pfanne mit einem Deckel schließen. Die Paprika erst dazugeben, wenn die Karotten bissfest sind. Alles nochmal umrühren und wieder abdecken.

Kokosmilch und Zitronensaft separat zusammen rühren und zu dem Gemüse geben. Das Gemüse bis zur gewünschten Bissfestigkeit garen lassen. Anschließend mit Koriander, Salz und evtl. Süßungsmittel abschmecken. Als Süßungsmittel kann Kokosblütenzucker verwendet werden.

Das Ganze ist als Hauptgericht zu verzehren oder als einfache Beilage für zwei Personen.

Rezept 25:
Basisches Pfannengericht -
Kartoffeln mit Brokkoli und Ingwer

Zutaten

½ Schuss Öl

½ mittelgroße Zwiebel

1 1/2 cm Ingwer (12-15g), geputzt gewogen

110g Karotte, geschält gewogen

110g Kartoffeln, geschält gewogen

100g Brokkoli, geputzt gewogen

½ TL gehäuft, Brühe, gekörnt oder „Wunderwürze"

Zubereitung

Zuerst den Brokkoli putzen und in Röschen teilen. Der Strunk wird geschält und in Scheiben geschnitten. Den Ingwer in ganz kleine Würfel schneiden. Karotten und Kartoffeln in etwa Pommes große Stücke schneiden.

Öl in einer Pfanne erhitzen und die Zwiebeln darin anschwitzen. Ingwer dazugeben. Sobald dieser anfängt zu duften, die Karotten dazugeben. Alles bei geschlossenem Decken ca. 2 Minuten andünsten. Nun die Kartoffeln dazugeben und die Hitze um die Hälfte niedriger stellen. Den Deckel für weitere 5 Minuten drauflassen.

Anschließend erst die Strunkscheiben und dann die Brokkoli Röschen dazu geben. Alles gut durchrühren und nach Geschmack würzen. Den Deckel wieder auflegen und bis zur gewünschten Bissfestigkeit köcheln lassen.

Dieses Gericht hat kaum Flüssigkeit. Ist dies nicht gewünscht, kann man ein wenig Wasser dazu geben, damit es flüssiger wird. Zu genießen ist es als Hauptgericht oder auch als Beilage.

Rezept 26:
Basisches Pfannengericht -
Currypfanne mit Brokkoli

Zutaten

½ Kopf Brokkoli (ca. 250g)

½ große Kartoffel

2 ½ mittelgroße Karotten

½ Zwiebel

2 ½ mittelgroße Tomate, geschält

125 ml Gemüsebrühe

1 EL Currypaste, gelb

½ Prise Korianderpulver

½ Prise Kreuzkümmel, gemahlen

½ TL, gestr. Zitronengras, getrocknet

1 TL Öl (Kokosöl)

Zubereitung

Zuerst Kartoffel, Karotte, Zwiebel und die Tomaten waschen, putzen und in kleine Würfel schneiden.

Brokkoli ebenfalls waschen und in Röschen teilen. Der Strunk wird geschält und klein geschnitten.

In einer Pfanne Kokosöl erhitzen und die Zwiebeln und die Kartoffeln zusammen leicht anbraten. Dann die Möhrenstücken dazu geben und weiter braten. Tomaten und Currypaste unterrühren sowie die Gewürze dazu geben.

Die Gemüsepfanne mit Brühe aufgießen und durchrühren. Dann den Brokkoli dazugeben und die Hitze reduzieren. Nun muss alles bis zur gewünschten Bissfestigkeit garen.

Rezept 27:
Basisches Pfannengericht -
Blumenkohl mit zitroniger
Kokossauce

Zutaten

300g Blumenkohl

1 EL Öl

100 ml Kokosmilch

2 EL Zitronensaft

1 TL Kokosblütenzucker oder ein anderes
Süßungsmittel

Salz

1 Prise Cayennepfeffer

evtl. Kokosmehl

Zubereitung

Zuerst den Blumenkohl waschen und in kleine
Röschen teilen. Der Strunk wird klein geschnitten.

In einer Pfanne Öl erhitzen und den Blumenkohl anbraten, dabei mit einem Deckel abdecken. Immer wieder umrühren.

Nun mit Kokosmilch, Zitronensaft, Cayennepfeffer und Süßungsmittel ablöschen. Das Gemüse sollte bei mittlerer Hitze und ohne Deckel bis zur gewünschten Bissfestigkeit gegart werden.

Die Soße kann noch mit Kokosmehl abgebunden werden, falls diese zu flüssig ist. Zu genießen ist dies als Hauptgericht oder als Beilage für zwei zu genießen.

Rezept 28:
Basisches Pfannengericht - Ingwer
mit Kokoscurrysauce

Zutaten

0,33 Schuss Rapsöl

0,33 Zwiebel

0,33 cm Ingwer

0,33 Fenchel (ca. 100g)

100g Möhren, geputzt gewogen

1,67 Stangen Staudensellerie (ca. 85g)

66,7 ml Kokosmilch, cremig

0,67 TL gehäufte Currypaste, gelb

Petersilie oder Koriander

Salz

Zubereitung

Das Gemüse zuerst waschen, schälen und in Würfel schneiden. Die Garzeit richtet sich nach der Größe des Gemüses.

In einer Pfanne Öl erhitzen und die Zwiebeln anschwitzen. Danach Ingwer dazugeben. Die Möhren kommen als erstes in die Pfanne und braten bei geschlossenem Deckel für 2 Minuten. Ebenso Fenchel und Staudensellerie nacheinander in die Pfanne geben.

Währenddessen Kokosmilch und Currypaste zusammen rühren und nach dem anbraten zu dem Gemüse geben. Nun die Hitze reduzieren und alles bis zur gewünschten Bissfestigkeit garen lassen.

Zum Schluss die Kräuter hacken, dazugeben und Salz nach Geschmack auf dem Teller verwenden. Verzehrt werden kann es als Hauptgericht oder Beilage.

Rezept 29:
Basische Gemüsebrühe

Zutaten

2 ½ Möhren
1 Stange Sellerie oder Knollensellerie
¾ Stange Porree
1 Tomate
¼ große Zwiebel
½ EL Öl
¾ Stängel Thymian
½ Lorbeerblätter
1 Gewürznelke
¼ TL Pfefferkörner
Salz
½ Liter Wasser

Zubereitung

Zuerst das Suppengrün und die Tomate waschen, schälen und klein schneiden. Die Zwiebel bleibt im

Ganzen und wird ohne Öl in einem Topf angebraten.

Öl, Gemüse, Gewürze und ein halben Liter Wasser hinzugeben und alles aufkochen lassen. Die Hitze reduzieren und 1 Stunde köchel lassen. Zum Schluss alles durch ein Sieb geben und mit Salz abschmecken.

Rezept 30:
Basischer Bratapfel

Zutaten

1 Apfel

16,7g Mandeln, gehackt

16,7g Rosinen

n.B. Ahornsirup

0,17 Tüte Puddingpulver (Vanille)

0,17 Liter Milch

6,67g Zucker

Zubereitung

Zuerst die Rosinen in eine Tasse geben, mit kochendem Wasser komplett bedecken und stehen lassen.

Dann den Pudding einfach nach Packungsanleitung mit Milch zubereiten.

Von dem gewaschenen Apfel wird das Kerngehäuse großzügig ausgestochen. Dann die Rosinen abtropfen lassen und mit Ahornsirup und den Mandeln vermengen. Es soll eine gut knetbare Masse entstehen, diese wird in den Apfel gedrückt. Oben soll ein kleiner Berg entstehen.

Den Apfel in eine Auflaufform legen und noch etwas Ahornsirup drüber gießen. Schließlich noch die Hälfte der Vanillesoße in die Auflaufform geben. Achtung, nicht zu voll, da die Soße anfängt zu blubbern. Das Ganze bei 175°C für ca. 25 bis 35 Minuten backen lassen.

Der Apfel ist fertig, wenn die Apfelschale leicht glasig ist. Serviert wird dieser nun mit der Vanillesoße aus der Auflaufform und nach Belieben mit dem Rest der Soße.

Komplett basisch ist es erst ohne Ahornsirup und dann muss die Vanillesoße durch einen Saft ersetzt werden. Hierzu eignet sich am besten Apfelsaft, der auch selbst gemacht werden kann.

Meine Empfehlung

Um dir mehr Infos als in diesem Buch zu bieten, empfehle ich dir nachfolgend eine **Webseite** auf der du 2 Fragen zum Thema Abnehmen **komplett kostenlos** beantwortet bekommst.

Klicke hierzu einfach jetzt auf den nachfolgenden Link und stelle dort deine 2 Fragen:

http://www.erfolgreiche-fettverbrennung.de/u1/

Haftungsausschluss

Der Inhalt dieses Buchs wurde mit großer Sorgfalt geprüft und erstellt. Der Autor übernimmt keinerlei Gewähr für die Aktualität, Korrektheit, Vollständigkeit oder Qualität der bereitgestellten Informationen und weiteren Informationen.

Es wird keine juristische Verantwortung oder Haftung für Schäden übernommen, die durch kontraproduktive Ausübung oder durch Fehler des Lesers entstehen. Es kann auch keine Garantie für Erfolg übernommen werden.

Der Autor übernimmt daher keine Verantwortung für das Nicht-Erreichen der im Buch beschriebenen Ziele.

Dieses Buch enthält Links zu anderen Webseiten. Auf den Inhalt dieser Webseiten haben wir keinen Einfluss.

Deshalb kann auf den dortigen Inhalt auch keinerlei Gewähr übernommen werden. Die verlinkten Seiten wurden zum Zeitpunkt der Verlinkung auf mögliche Rechtsverstöße überprüft.

Rechtswidrige Inhalte konnten zum Zeitpunkt der Verlinkung nicht festgestellt werden. Für die Inhalte der verlinkten Seiten ist ausschließlich der jeweilige Anbieter oder Betreiber der Seiten verantwortlich.

Das **Copyright** für veröffentlichte, vom Autor selbst erstellte Bilder, Grafiken, Tondokumente, Videosequenzen und Texte bleibt **allein beim Autor** des Buchs.

Eine Vervielfältigung oder Verwendung der Bilder, Grafiken, Tondokumente, Videosequenzen und Texte in anderen elektronischen oder gedruckten Publikationen ist ohne ausdrückliche Zustimmung des Autors nicht gestattet.

Der Autor behält es sich ausdrücklich vor, Teile der Seiten oder das gesamte Angebot ohne gesonderte Ankündigung zu verändern, zu ergänzen, zu löschen oder die Veröffentlichung zeitweise oder endgültig einzustellen.

Impressum

Veröffentlicht durch
Marco Reuter
Vinnhorster Weg 81
30419 Hannover

E-Mail: marco.reuter92@gmail.com

ISBN-13: 978-1546369998
ISBN-10: 1546369996